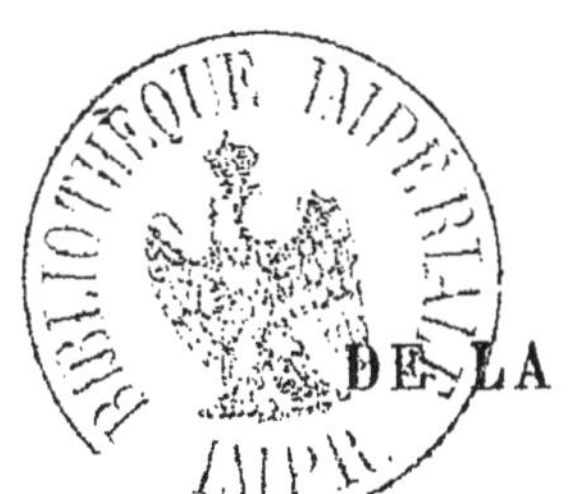

DE LA DIPHTHÉRITE

SIMPLE ET GANGRÉNEUSE

DES

ORGANES GÉNITO-URINAIRES

DE LA FEMME

OBSERVÉE COMME

COMPLICATION DE L'AUTOPLASTIE VÉSICO-VAGINALE.

DE LA

DIPHTHÉRITE

SIMPLE ET GANGRÉNEUSE

DES

ORGANES GÉNITO-URINAIRES

DE LA FEMME

OBSERVÉE COMME

COMPLICATION DE L'AUTOPLASTIE VÉSICO-VAGINALE

PAR

M. le Docteur **LOUIS BLIN**,

Ancien interne en médecine et en chirurgie
des hôpitaux de Paris,
Lauréat de la Faculté de médecine (École pratique, 1er prix, 1851);
Lauréat des hôpitaux (Concours des internes, médailles d'argent, 1853 et 1854).
Membre de la Société anatomique de Paris et de la Société académique
de Saint-Quentin.

PARIS

IMPRIMERIE DE L. MARTINET,

RUE MIGNON, 2.

1857

DE LA DIPHTHÉRITE SIMPLE ET GANGRÉNEUSE DES ORGANES GÉNITO-URINAIRES DE LA FEMME

OBSERVÉE COMME

COMPLICATION DE L'AUTOPLASTIE VÉSICO-VAGINALE.

PRÉLIMINAIRE.

Pendant mon internat à l'Hôtel-Dieu de Paris, dans le service de M. Jobert (de Lamballe), j'ai eu l'occasion d'observer presque simultanément un certain nombre de diphthérites des organes génitaux, survenues à la suite de l'opération de la fistule vésico-vaginale. Bien que les observations que j'ai recueillies à cette époque, réunies à celles qui ont été déjà publiées, ne fussent pas nombreuses, j'ai entrepris, à l'instigation de mon savant maître, de décrire cette complication de l'autoplastie vésico-vaginale; cette description sera nécessairement incomplète, aussi n'ai-je eu d'autre intention que de mettre en lumière quelques faits qui m'ont paru intéressants.

M. Jobert, dans ses leçons cliniques, professe que les accidents diphthéritiques et gangréneux que nous avons observés sont de tout point assimilables aux diverses formes de la pourriture d'hôpital ; il désigne indifféremment l'affection que nous allons étudier sous le nom de *diphthérite* ou sous celui de *pourriture d'hôpital* des organes génitaux. Cette assimilation a été faite déjà par divers auteurs ; nous renvoyons, à ce sujet, à l'excellente thèse de M. le docteur Chavanne, de Lyon (1).

L'étude de la diphthérite des organes génitaux nous a confirmé dans cette opinion, que la diphthérite et la pourriture d'hôpital sont une seule et même maladie. En effet, nous avons vu la fausse membrane recouvrir d'abord les plaies résultant de l'opération de la fistule vésico-vaginale, puis envahir la muqueuse saine, en conservant les mêmes caractères ; à cette exsudation pseudo-membraneuse il se joignait parfois un travail d'ulcération et de gangrène.

« La diphthérite et la pourriture d'hôpital, dit M. Robert, identiques dans leur nature, ne diffèrent entre elles que par la gravité, et réclament le même traitement. Le mot de *pourriture d'hôpital* devrait être abandonné, comme trop vague et ne présentant à l'esprit que des idées inexactes sur la nature du mal (2). » M. Robert voudrait que l'on distinguât trois variétés de la diphthérite des plaies : 1° la diphthérite simple ; 2° la diphthé-

(1) Thèses de Paris, année 1851, n° 130 ; *Relation d'une épidémie de diphthérite gangréneuse des parties génitales, observée chez les nouvelles accouchées* (voy. p. 54).

(2) *Mémoire sur la diphthérite des plaies* (*Bulletin de thérapeutique*, t. XXXIII).

rite gangréneuse, caractérisée par l'épaisseur, la couleur grisâtre des couches diphthéritiques, leur résolution rapide en deliquium gangréneux ; 3° enfin la diphthérite ulcéreuse, dans laquelle un travail ulcératif coïncide avec l'exsudation de la matière diphthéritique.

Nous admettons cette division de M. Robert, mais avec une certaine modification : les différences spécifiques qu'il assigne à la diphthérite *gangréneuse* ne nous paraissent pas suffisantes pour caractériser l'état gangréneux. En effet, MM. Bretonneau et Trousseau ont montré que les lambeaux diphthéritiques peuvent simuler des eschares, et que la fétidité du muco-pus qui les baigne peut être due à la *fonte putride* des couches pelliculaires. Pour admettre qu'il y a gangrène, il est nécessaire de constater la transformation des tissus en un détritus pulpeux ou en une eschare véritable, dont l'élimination est suivie de perte de substance. Dans l'ulcération, il y a perte de substance, mais sans formation préalable d'une eschare ou d'un détritus gangréneux. Une seule de nos observations paraîtrait se rapporter à la *diphthérite ulcéreuse* proprement dite, il nous sera impossible de décrire cette forme de la maladie.

A la suite de l'accouchement, on a vu coïncider, avec la diphthérite gangréneuse, des eschares noires, que M. Chavanne croit pouvoir rapporter à la contusion (thèse cit.). Voulant nous borner à l'étude des faits que nous avons observés, nous ne dirons rien ici de cette forme de gangrène. Nous ne parlerons pas non plus des inflammations diphthéritiques et gangréneuses de la vulve que l'on observe chez les petites filles.

L'étude de la diphthérite des organes génitaux, ainsi

limitée, comprendra pour nous deux formes principales :

1° La *diphthérite simple*, caractérisée par une exsudation pseudo-membraneuse, qui ne laisse après elle qu'une érosion superficielle de la muqueuse.

2° La *diphthérite gangréneuse*, dans laquelle, outre l'exsudation pseudo-membraueuse, il se forme, aux dépens de la muqueuse et des tissus sous-jacents, un détritus gangréneux dont l'élimination est suivie d'une perte de substance plus ou moins profonde.

Nous n'attachons du reste à cette division que peu d'importance; il y a, en effet, entre ces deux formes, en quelque sorte une gradation insensible, et, dans bien des cas, on serait embarrassé pour dire si l'on a affaire à une diphthérite gangréneuse ou seulement à une diphthérite simple.

Quoiqu'il en soit, nous décrirons séparément la diphthérite simple et la diphthérite gangréneuse, pour ce qui a rapport à l'étude des lésions, des symptômes locaux et généraux, des complications, et du pronostic. L'étiologie et le traitement feront chacun l'objet d'un paragraphe qui sera commun à ces deux formes, ou, si l'on veut, à ces deux degrés d'une maladie.

DIPHTHÉRITE SIMPLE.

Symptômes locaux.

Sous le nom de *diphthérite simple*, nous désignons l'inflammation de la muqueuse avec exsudation de fausses membranes et ulcération superficielle.

Elle se manifeste, en premier lieu, par une douleur plus ou moins vive, cuisante ou lancinante. Ce symptôme a paru manquer dans un cas; peut-être n'a-t-il pas attiré l'attention de la malade, à cause des coliques violentes qu'elle éprouvait.

Si l'on examine les parties génitales, on trouve de petites plaques blanches, adhérentes, qui siégent à la vulve ou dans le vagin, mais surtout au niveau de la plaie, quand la maladie se développe, par exemple, après un accouchement compliqué de déchirure du périnée ou après une opération de fistule vésico-vaginale. Dans un seul cas, nous avons pu assister tout à fait au développement de la maladie; une petite surface rouge qui existait à la vulve s'est recouverte d'une fausse membrane du matin au soir.

Quelquefois l'apparition de la *diphthérite* est précédée d'une vaginite intense, caractérisée par des douleurs et des cuissons très vives, de la rougeur, et une sécrétion muco-purulente abondante. Dans l'une de nos observations, nous n'avons vu apparaître la diphthérite que quatre ou cinq jours après que la vaginite eût été constatée, et dès lors l'écoulement devint fétide. D'autres fois, ce n'est qu'après la formation des fausses membranes que l'on voit paraître autour d'elles de la rougeur, et que la sécrétion muco-purulente se manifeste.

La couche diphthéritique, une fois développée, offre une surface inégale, une apparence pulpeuse, caséeuse, une teinte d'un blanc jaunâtre ; elle s'enlève par lambeaux, et si l'on veut détacher sa partie profonde, on fait saigner la muqueuse, qui est érodée. Les fausses membranes augmentent en épaisseur par la formation de nouvelles couches au-dessous de celles qui existaient précédemment, et en même temps elles gagnent en étendue ; nous les avons vues, à la suite d'opérations de fistule vésico-vaginale, recouvrir d'abord les points de suture et les incisions faites pour relâcher la muqueuse, puis s'étendre à toute la paroi antérieure du vagin, depuis le méat urinaire jusqu'au col de l'utérus, et gagner même la paroi postérieure.

Quand les fausses membranes sont formées, une odeur fétide s'exhale des parties génitales. Cette odeur, comme l'a remarqué M. Bretonneau pour la diphthérite pharyngienne, ne doit pas être attribuée à la gangrène ; elle s'explique, selon l'expression de ce savant médecin, par *la fonte putride des couches pelliculaires*. Cette décomposition des plaques diphthéritiques doit se faire très rapidement, car l'odeur qui la caractérise est souvent le premier symptôme qui fait soupçonner le développement de la maladie.

MM. Bretonneau et Trousseau ont montré que les plaques diphthéritiques décomposées et en voie d'élimination peuvent simuler des eschares gangréneuses ; d'où il résulte que beaucoup de médecins admettent la gangrène là où il n'y a que de la diphthérite. M. Chavanne, dans sa thèse d'ailleurs si bien faite, nous a paru comprendre sous le titre de *diphthérite gangréneuse* plusieurs observations où il ne s'agit que d'une simple exsudation pseudo-membraneuse sans gangrène.

Élimination. — Après un temps variable (deux à sept jours) en rapport avec le traitement et avec la gravité de la maladie, l'élimination des couches diphthéritiques tend à s'effectuer; elles se ramollissent, se décomposent, forment un détritus jaunâtre, se détachent de la muqueuse, et sont entraînées par la suppuration, qui est devenue plus abondante et fétide. Après leur chute, si une nouvelle exsudation ne s'est pas produite, on trouve à leur place une érosion saignante au moindre attouchement; tant que l'on n'a affaire qu'à une diphthérite simple, la muqueuse ne présente pas de perte de substance véritable, mais seulement une érosion superficielle. Nous verrons plus loin que l'ulcération et la mortification des tissus peuvent se joindre à l'exsudation pseudo-membraneuse ; c'est là ce qui constitue la deuxième forme de la maladie, que nous étudierons sous le nom de *diphthérite gangréneuse*.

Après la chute des lambeaux diphthéritiques, l'érosion qu'elles laissent à leur place peut se couvrir de bourgeons charnus, la suppuration diminue, et la cicatrisation se fait rapidement. Mais d'autres fois la rougeur, l'ulcération et la suppuration, persistent longtemps, malgré les injections répétées et malgré les cautérisations légères avec le nitrate d'argent.

Vaginite sans diphthérite. — Des vaginites intenses et

rebelles, avec ou sans ulcération, peuvent survenir à la suite de l'opération de la fistule vésico-vaginale, sans qu'il y ait de diphthérite, mais évidemment sous la même influence morbide. Chez une de nos malades, après une première opération, il se manifesta une diphthérite qui fut suivie d'une longue suppuration ; après une seconde opération, qui eut un plein succès, il y eut une vaginite avec suppuration intense, sans production pseudo-membraneuse.

M. Jobert (de Lamballe) rapporte, dans son *Traité de chirurgie plastique*, plusieurs faits de vaginites intenses et rebelles survenues à la suite de l'autoplastie vaginale sans qu'il y ait eu de dépôt diphthéritique (*Traité de chirurgie plastique*, p. 606 et 673).

M. Chavanne rapporte aussi dans sa thèse (p. 50) plusieurs cas de vulvite, sans diphthérite et sans gangrène, survenue évidemment sous la même influence épidémique que la diphthérite gangréneuse observée en même temps sur d'autres malades.

Symptômes généraux.

Dans la diphthérite simple, les symptômes généraux ont été d'ordinaire peu intenses ; ils peuvent même manquer ou ne pas attirer l'attention. Quand ils existaient, ils consistaient dans de l'inappétence, de l'insomnie, un mouvement fébrile plus ou moins marqué, des douleurs de ventre et du météorisme.

Dans un cas, l'exsudation pseudo-membraneuse a coïncidé avec une éruption de varicelle, précédée de quelques malaises.

Pronostic.

L'inflammation diphthéritique simple, telle que nous l'étudions en ce moment, n'offre aucune gravité, lors même qu'elle occupe une grande étendue du vagin; les caustiques en diminuent la durée, en provoquant l'élimination des fausses membranes et en modifiant la muqueuse.

Les symptômes généraux sont d'ailleurs bénins et ne doivent inspirer aucune inquiétude.

La diphthérite simple, lorsqu'elle se montre à la suite de l'autoplastie vaginale, ne compromet pas ordinairement le résultat de l'opération; elle n'empêche pas l'agglutination des bords de la fistule ravivés, et après la chute des lambeaux pseudo-membraneux provoquée et accélérée par la cautérisation, on peut trouver les lèvres de la plaie réunies. Nous citerons comme preuve trois observations dans lesquelles nous voyons la réunion en grande partie obtenue, malgré la complication d'une vaginite diphthéritique intense. M. Jobert a eu bien des fois occasion d'observer le même résultat.

Quand la diphthérite s'est montrée une première fois, on doit craindre la récidive; nous avons noté deux fois cette récidive.

DIPHTHÉRITE GANGRÉNEUSE.

La forme de diphthérite que nous avons étudiée précédemment nous a montré l'affection sous des apparences bénignes; il est une autre forme plus grave sous le rapport des symptômes locaux, beaucoup plus grave surtout par l'intensité des symptômes généraux dont nous l'avons vue s'accompagner : on peut la désigner sous le nom de *diphthérite gangréneuse*. Du reste, la transition est insensible entre ces deux formes de la même maladie.

Symptômes locaux.

En raison de l'intensité des symptômes généraux qui précédaient et accompagnaient cette forme de la maladie, dans les cas que nous avons observés, nous n'avons pu en suivre régulièrement les progrès ; souvent l'examen au spéculum était impossible. Au début, on observait, comme dans la forme bénigne, une couche pultacée et pseudo-membraneuse ; puis, en même temps que les symptômes locaux s'aggravaient, l'état local devenait plus sérieux ; la muqueuse et les tissus plus profonds étaient détruits par l'ulcération et par une sorte de gangrène moléculaire; ils étaient convertis en une matière grisâtre et pulpeuse, en un détritus putrilagineux qui s'éliminait insensiblement, sans former de véritables eschares, et était entraîné par la suppuration. Après l'élimination, on trouvait à leur place une perte de substance, comprenant l'urèthre, la cloison vésico-vaginale, et même le col de l'utérus.

Ces graves désordres n'étaient guère révélés qu'à l'autopsie ; dans un cas cependant, où les symptômes généraux étaient peu intenses, nous avons pu suivre les progrès destructeurs de la maladie, qui durent être rapportés plutôt à un travail d'ulcération qu'à une véritable gangrène ; le méat urinaire, puis l'urèthre dans toute son étendue, jusques et y compris le col de la vessie, furent successivement détruits, après avoir été le siége d'un dépôt diphthéritique et d'une ulcération qui résista aux cautérisations énergiques avec le nitrate de mercure.

Dans plusieurs cas, le travail ulcératif et gangréneux, favorisé sans doute par le séjour de la sonde, paraît s'être effectué aussi bien par l'intérieur du canal de l'urèthre que par l'extérieur. Chez ces malades, la douleur, qui existait d'abord seulement dans le vagin, se manifesta ensuite dans l'intérieur même du canal de l'urèthre; en même temps, la sonde était obstruée par des mucosités épaisses. Ces deux symptômes, douleur dans le canal de l'urèthre, obstruction de la sonde par des mucosités, doivent faire penser que la muqueuse uréthro-vésicale était le siége de lésions analogues à celles que l'on voyait dans le vagin. Nous avons constaté, dans les mêmes circonstances, des spasmes vésicaux qui repoussaient la sonde; mais ces spasmes sont fréquents à la suite de l'opération de la fistule vésico-vaginale, et n'indiquent pas que la muqueuse de la vessie ou de l'urèthre soit ulcérée.

Chez une de nos malades, chez laquelle l'autopsie a révélé une pyélite diphthéritique, on avait noté, la veille de la mort, la suppression des urines.

Symptômes généraux.

A l'exception d'un seul cas, dans lequel nous avons observé les symptômes propres à l'embarras gastrique, nous avons toujours vu la diphthérite ulcéreuse et gangréneuse s'accompagner de symptômes typhoïdes très graves. Ces symptômes peuvent précéder l'apparition de la diphthérite. Deux fois sur quatre cas nous les avons vus apparaître d'emblée, le jour même de l'opération, à la suite d'une hémorrhagie grave; dans les deux autres cas ils se sont montrés au bout de quatre ou cinq jours, en même temps que la diphthérite.

Généralement les accidents ont débuté par une fièvre intense, de la céphalalgie, de l'agitation et même du délire, des nausées et des vomissements. La prostration et l'adynamie succédaient à l'agitation; le facies était altéré, les yeux hagards, les pupilles dilatées; la langue devenait sèche, fuligineuse; le pouls était petit, redoublé, d'une fréquence extrême; la respiration était anxieuse; enfin nous avons observé des douleurs de ventre, du météorisme, de la diarrhée. Dans les derniers jours, on constatait parfois des frissons, des vomissements, des taches pétéchiales, une teinte ictérique, une dyspnée extrême liée à une pneumonie ou à une pleurésie purulente; enfin la malade perdait connaissance et tombait dans un coma terminal.

Tantôt ces symptômes marchent avec une grande rapidité, et la mort arrive en quelques jours; d'autres fois ils semblent s'apaiser, on observe une rémission notable, mais tout à coup l'état général redevient très grave et l'issue de la maladie, pour être retardée, n'en est pas moins fatale. Dans les deux cas où nous avons observé cette recrudescence de la maladie, nous avons remarqué dans l'un une complication de pleurésie, dans l'autre une diarrhée intarissable.

Ces symptômes généraux sont ceux qui caractérisent

les divers *typhus;* ils ont la plus grande ressemblance avec ceux de la forme typhoïde de la fièvre puerpérale, qne M. Cruveilhier a désignée sous le nom de *typhus puerpéral.* Nous sommes d'autant mieux fondé à établir ce rapprochement que, pendant l'épidémie de diphthérite gangréneuse qui a sévi dans la salle Saint-Maurice, M. Horteloup a observé dans la salle d'accouchements, située à l'étage supérieur, un certain nombre d'affections puerpérales accompagnées de symptômes généraux identiques avec ceux que nous avons observés chez nos malades; en outre plusieurs accouchées furent affectées de diphthérite vulvaire.

Il résulte de ces faits, que les opérées de fistule vésico-vaginale, comme les femmes récemment accouchées, soumises à l'action d'un même principe infectieux, ont présenté la même aptitude à subir son influence, et que cette influence s'est manifestée par des symptômes généraux identiques. Dans la diphthérite gangréneuse observée chez les opérées, comme dans les affections puerpérales, l'état général domine tout l'appareil morbide.

Bien que nous ayons constaté que les symptômes généraux peuvent se montrer d'emblée, ce qui implique une sorte d'intoxication primitive, nous ne nions pas que la gangrène des organes génitaux, une fois développée, ne puisse à son tour réagir sur l'état général, et que l'absorption des matières septiques déposées dans le vagin ne puisse au moins augmenter la gravité des symptômes typhoïdes. Sous ce rapport, nous nous rattachons à la doctrine développée par M. le professeur Bouillaud (*Nosographie médicale*, t. IV, p. 381).

Complications.

Chez deux de nos malades, nous avons observé comme complication la pleurésie; chez une autre, l'entérite et un abcès de la rate reconnu à l'autopsie. Chez cette dernière, il survint aussi une eschare au sacrum, à la chute de laquelle la plaie se recouvrit d'une couche pultacée. Enfin nous avons vu une éruption de varicelle se montrer en même temps que la diphthérite. Nous ne notons pas comme complication les symptômes typhoïdes, qui nous paraissent intimement liés à la maladie.

Lésions cadavériques.

Organes génito-urinaires. — Nous avons décrit, à propos des symptômes locaux, les lésions appartenant à la diphthérite soit simple, soit gangréneuse, qui s'observent pendant la vie par l'examen au spéculum ; nous insisterons ici sur les graves désordres que nous a révélés l'autopsie dans trois cas.

Vagin. — La muqueuse du vagin, ulcérée en certains points, est recouverte d'un détritus grisâtre s'enlevant avec facilité ; au-dessous de ce détritus on trouve une couche pulpeuse, adhérente à la muqueuse, qui semble désorganisée dans une plus ou moins grande partie de son épaisseur. Dans les points de la muqueuse non occupés par cette couche pulpeuse, si l'on enlève par le lavage le détritus qui la recouvre, on trouve cette muqueuse gonflée, ramollie, et offrant une teinte violacée. Entre le vagin et la vessie, il existe une vaste communication produite par la destruction de la cloison vésico-vaginale ; le canal de l'urèthre lui-même est détruit dans la plus grande partie de son étendue. Sur les limites de la vessie et du vagin, la muqueuse est gonflée, fongueuse, exulcérée.

Utérus et annexes. — Dans un cas, le col de l'utérus a été trouvé noirâtre, ramolli, ulcéré, fongueux, anfractueux, couvert de plaques albumineuses ; le corps de l'utérus était plus volumineux qu'à l'état normal, et contenait dans son intérieur une matière muqueuse, albumineuse, jaunâtre ; les *trompes* étaient enflammées, contenaient une matière pultacée, semblable à celle que l'on rencontre dans l'utérus. Les *ovaires* étaient rouges, gonflés, tuméfiés, et contenaient du pus infiltré.

Vessie. — Une fois seulement nous avons vu des fausses membranes dans la vessie ; la muqueuse vésicale n'était nullement altérée.

Uretères, bassinets, reins. — Nous avons observé un cas remarquable d'inflammation diphthéritique de la muqueuse des uretères et du bassinet, sans lésion du parenchyme des reins. L'existence d'une couche pulpeuse jaunâtre adhérente, et d'une certaine quantité de pus dans les bassinets et la partie supérieure des uretères, n'a laissé aucun doute dans l'esprit de M. Jobert (de Lamballe), en présence duquel l'autopsie a été faite. Il s'agissait bien là d'une *pyélite diphthéritique*, affection tellement peu connue, que M. Rayer, dans son *Traité des maladies des reins*, en parle à peine (1). La muqueuse de la partie inférieure des uretères était épaisse et violacée, mais ne présentait pas de fausses membranes; ce qui semble montrer que la diphthérite s'est développée sur place, à la partie supérieure des uretères et dans les bassinets, et ne s'y est pas propagée par continuité de tissus. Faisons remarquer que les uretères ne s'ouvraient pas sur la muqueuse vésicale, qui était parfaitement saine, mais que, à la destruction de la cloison vésico-vaginale, leurs orifices étaient reportés sur les limites du vagin et de la vessie, là où existaient les lésions les plus graves: l'orifice de l'uretère droit était complétement oblitéré.

Indépendamment des lésions des organes génitaux, l'autopsie a révélé des altérations viscérales importantes.

Abdomen. — Quand la maladie s'est développée chez les nouvelles accouchées, on peut trouver, outre les lésions propres à la diphthérite gangréneuse des organes génitaux, celles qui appartiennent à la phlébite, à la métro-péritonite.

M. P. Dubois (*Ann. d'obstét.*, 1842) a cité un cas dans

(1) « Dans quelques inflammations du bassinet, des calices et des uretères, l'intérieur de ces conduits et même la face interne de la vessie se couvrent de fausses membranes grisâtres ou noirâtres et infiltrées de sang (pyélite pseudo-membraneuse). Cette forme de pyélite, qui se déclare le plus souvent après l'opération de la taille et dans certaines rétentions d'urine produites par des fongus de la vessie et des tumeurs de la prostate, est extrêmement grave; dès le début, elle est accompagnée de symptômes putrides bientôt suivis de stupeur. » (Rayer, *Maladies des reins*, t. III, p. 65.)

lequel il a trouvé les plaques de Peyer altérées, comme dans la fièvre typhoïde proprement dite. Dans les observations que nous avons citées, on n'a pas examiné l'intestin; chez un homme mort de pourriture d'hôpital (salle Saint-Côme, n° 18), après avoir présenté des symptômes typhoïdes très graves, nous n'avons trouvé aucune lésion de l'intestin.

Le foie n'a pas présenté d'altération.

La rate a été trouvée augmentée de volume; dans un cas elle contenait, dans son épaisseur, un abcès volumineux.

Thorax. — Chez une de nos malades, chez laquelle l'affection principale s'était compliquée de pleurésie, nous avons trouvé les deux plèvres remplies de pus. Dans un cas, on a trouvé quelques points d'hépatisation grise dans l'un des poumons.

Caillots fibrineux dans le cœur.

Cerveau. — On n'a pas trouvé d'altération appréciable, malgré les symptômes ataxiques et adynamiques observés pendant la vie.

Pronostic.

La description que nous venons de faire de la diphthérite gangréneuse a déjà montré l'extrême gravité de la maladie dans les cas que nous avons observés. Indépendamment des lésions profondes qui la caractérisent, destruction de l'urèthre, de la cloison vésico-vaginale, du col de l'utérus, elle s'accompagne de symptômes généraux redoutables, qui doivent faire porter le pronostic le plus fâcheux.

Sur cinq cas de diphthérite ulcéreuse et gangréneuse que nous rapportons, nous avons noté quatre morts; nous devons même faire remarquer que la cinquième malade a été affectée d'une diphthérite avec ulcération profonde et envahissante, mais non pas d'une diphthérite gangréneuse proprement dite. Dans l'un des quatre cas terminés par la mort, l'autopsie ayant été empêchée, nous n'avons pu nous assurer du degré de la lésion des organes génitaux; nous n'avons pas su par conséquent s'il s'agissait d'une diphthérite gangréneuse ou seulement d'une diphthérite simple.

CAUSES.

Causes prédisposantes générales. — Nous avons peu de chose à dire de ce genre de causes, dont l'appréciation est difficile et exigerait de nombreuses observations.

La plupart des cas de diphthérite simple et gangréneuse que nous avons observés se sont montrés pendant la saison froide et pluvieuse (novembre, avril); M. Chavanne a aussi remarqué l'apparition de cette maladie par un temps froid et humide (thèse citée). Nous rappellerons néanmoins que M. Trousseau, après avoir observé plusieurs épidémies de diphthérite, en est arrivé à révoquer en doute les influences atmosphériques (*Diction.* en 30 vol., art. DIPHTHÉRITE).

L'encombrement et la négligence des soins hygiéniques n'ont pu être accusés du développement de la diphthérite dans les cas que nous avons observés : le nombre des malades était ce qu'il est d'ordinaire; la salle Saint-Maurice est spacieuse, relativement au nombre de lits qu'elle renferme ; les soins hygiéniques les plus minutieux ont été prodigués aux malades avant comme après l'opération.

Causes prédisposantes individuelles. — L'état d'épuisement dans lequel se trouvent les malades par suite de quelque maladie antérieure; une constitution débile et détériorée, paraissent influer puissamment sur le développement de la maladie. Notons toutefois que deux de nos malades étaient d'une constitution robuste ; mais toutes deux, à la suite de l'opération, ont eu une hémorrhagie grave qui les a débilitées brusquement, et a dû les rendre plus accessibles à la diphthérite.

La production d'une hémorrhagie considérable, à la suite de l'opération de la fistule vésico-vaginale, a paru non-seulement être une cause puissante du développement de la maladie, mais encore lui imprimer un haut degré de gravité ; au moins, dans deux des cas les plus graves, nous avons vu les accidents locaux et généraux succéder à une hémorrhagie consécutive à l'opération. Il y aurait peut-être à se demander si cette hémorrhagie n'était pas elle-même déjà l'indice d'un mauvais état général, d'une altération du sang

Causes occasionnelles. — Nous avons observé la diphthérite des organes génitaux en dehors de toute cause traumatique, sur une muqueuse intacte ; mais alors elle n'a pas revêtu le caractère gangréneux. Nous citerons deux de nos observations dans lesquelles la diphthérite est survenue avant toute opération, chez des femmes affectées de fistule vésico-vaginale ; néanmoins c'est le plus ordinairement après l'action d'une cause traumatique que la diphthérite se déclare. Les deux conditions dans lesquelles elle se développe le plus souvent sont : 1° à la suite de couches, surtout chez les primipares, quand il y a eu déchirure à la vulve ; 2° à la suite d'opérations pratiquées sur les organes génitaux.

Certaines circonstances, comme la stagnation du liquide lochial après l'accouchement, du sang putréfié après l'opération, le séjour trop prolongé d'une sonde dans l'urèthre ou d'un tampon dans le vagin, sont autant de causes qui peuvent déterminer la diphthérite. Dans l'une de nos observations, la cause locale a eu une action tellement manifeste, qu'on serait tenté d'exclure toute autre influence : en effet, nous voyons le séjour prolongé d'un tampon dans le vagin produire d'abord une vaginite intense, puis la diphthérite; il n'y avait alors dans la salle aucun autre cas de diphthérite ou pourriture d'hôpital.

Causes spéciales. — *Infection.* — Pendant que la diphthérite gangréneuse sévissait sur les opérées de fistule vésico-vaginale, nous avons vu dans la même salle beaucoup de plaies se compliquer d'érysipèle ou de pourriture d'hôpital; quelques malades ont été atteintes d'entérite et même d'accidents cholériformes. En même temps, dans la salle d'accouchements située au-dessus de la salle Saint-Maurice, M. Horteloup a observé plusieurs cas de diphthérite simple ou gangréneuse du vagin et de l'utérus, et un certain nombre d'affections puerpérales graves. Tous ces accidents paraissent devoir être rapportés à une même influence générale, à une cause infectieuse de nature inconnue.

Les causes prédisposantes ou occasionnelles que nous avons énumérées précédemment ne suffisent pas pour expliquer la production de la maladie, surtout dans sa forme grave, épidémique. La diphthérite simple se présente quelquefois d'une manière sporadique ; si une cause générale concourt à la produire, elle nous échappe; la diphthérite trouve alors souvent son explication dans quelque cause locale ou individuelle. Il n'en est pas de même de la diphthérite gangréneuse, que nous avons vue sévir sous l'influence d'une cause générale, et pour la production de laquelle les causes prédisposantes ou occasionnelles semblent tout à fait accessoires.

D'ailleurs il est une autre raison qui doit porter à admettre la prédominance d'une cause générale : c'est l'apparition des symptômes généraux d'emblée pour ainsi dire, dans certains cas, avant qu'aucune manifestation locale se soit produite.

Contagion. — La contagion de la diphthérite simple et gangréneuse est un fait parfaitement constaté ; elle a été démontrée en particulier pour la diphthérite des organes génitaux. M. Bouchacourt, chirurgien en chef de la Charité de Lyon, a vu un cas remarquable de transmission de cette affection hors du foyer épidémique à une dame accouchée en ville, à l'époque où il examinait et touchait tous les jours, dans son service d'accouchements, les malades atteintes de l'affection épidémique (thèse de M. Chavanne, p. 64). Dans les salles d'hôpital, la contagion est plus difficile à constater. A l'époque où nous avons vu la diphthérite gangréneuse se déclarer successivement sur quatre opérées de fistule (mars et avril 1852), on aurait pu, au premier abord, accuser les instruments ou les doigts du chirurgien d'avoir transmis la diphthérite d'une malade à une autre. Cette accusation nous a paru sans aucun fondement; car, pour l'opération comme pour les examens consécutifs au spéculum, la propreté la plus minutieuse a été observée. Tout en admettant la possibilité de la contagion de la diphthérite simple ou gangréneuse, nous sommes porté à croire que, chez les malades que nous avons observées, la maladie s'est propagée seulement par *infection*.

TRAITEMENT.

Prophylaxie. — Nous n'insisterons pas ici sur les règles générales de l'hygiène relative à la salubrité des salles, ni sur toutes les causes présumées d'infection ou de contagion que le chirurgien doit chercher à éviter ; nous nous occuperons surtout de quelques soins spéciaux qu'il convient d'observer, pour prévenir, autant que possible, la diphthérite des organes génito-urinaires.

Si la femme qui doit être opérée pour une fistule vésico-vaginale est d'une santé délicate, si elle est affaiblie par la misère ou des maladies antérieures, l'opération ne doit être entreprise qu'au bout d'un certain temps de séjour dans les salles, quand l'état général s'est amélioré. M. Jobert regarde comme utile cette sorte d'acclimatation dans l'hôpital, même pour les femmes qui paraissent jouir d'une bonne santé.

Si, après une première opération, il s'est manifesté soit une diphthérite, soit même une vaginite intense, on doit retarder l'opération nouvelle jusqu'à ce que toute disposition morbide paraisse avoir disparu.

On doit éviter soigneusement toute cause d'irritation locale, comme le séjour trop prolongé d'un tampon d'agaric dans le vagin. Si de la douleur se manifeste dans le canal de l'urèthre, on doit placer une sonde plus petite, ou même supprimer tout à fait la sonde à demeure; l'examen au spéculum doit être fréquent, et l'on doit nettoyer la vulve et le vagin par des lotions et des injections d'eau tiède faites avec le plus grand soin.

Outre ces précautions, M. Jobert (de Lamballe) passe le crayon de nitrate d'argent sur les points de la vulve et du vagin qui présentent quelque rougeur; cette rougeur, accompagnée de douleur, de cuisson, n'est souvent que le précurseur de la diphthérite. Par cette cautérisation superficielle, M. Jobert prévient la production de fausses membranes.

Tous ces moyens préventifs sont d'une utilité incontestable ; mais ils sont loin d'être toujours efficaces, et leur insuffisance se trahit surtout quand la maladie se développe sous une influence épidémique.

Traitement curatif. — Le traitement local a beaucoup d'importance. La cautérisation fait la base de ce traitement; elle modifie la nature du mal, substitue une inflammation franche à une inflammation diphthéritique, et provoque l'élimination des fausses membranes.

M. Jobert emploie avec beaucoup d'avantage le nitrate acide de mercure ; il touche avec un pinceau imbibé de ce caustique tous les points envahis par la diphthérite, et pratique ensuite une injection d'eau tiède. Les eschares jaunâtres produites par cette cautérisation tombent au bout de quelques jours, et offrent alors la consistance d'une bouillie un peu épaisse, qui se détache facilement par les injections d'eau tiède faites dans le vagin.

Après la chute des eschares, s'il reste quelques points enflammés fournissant du pus en abondance, M. Jobert les touche non plus avec le nitrate acide, mais avec le crayon de nitrate d'argent, qui amène une modification favorable. Dans certains cas, où il persistait une ulcération grisâtre sans tendance à l'envahissement, mais aussi sans tendance à la cicatrisation, M. Jobert s'est bien trouvé de l'application d'un pinceau trempé dans la teinture d'iode pure.

Les moyens topiques que nous venons d'indiquer suffisent pour triompher de la maladie, quand la diphthérite est simple, qu'elle se développe sporadiquement, et qu'elle n'est pas précédée et accompagnée de symptômes généraux graves ; quand, au contraire, il s'agit d'une diphthérite gangréneuse épidémique, et surtout quand des symptômes généraux graves se sont montrés soit primitivement, soit consécutivement, la cautérisation devient insuffisante. Employée dès le début, alors qu'il n'y a encore qu'une exsudation pseudo-membraneuse, elle ne prévient pas la production de la gangrène. Plus tard, elle semblerait devoir être utile encore en modifiant les tissus en contact avec le détritus gangréneux, de manière à empêcher les progrès du mal et à s'opposer à l'absorption des matières putrides ; mais il est très douteux qu'elle remplisse ce but, même imparfaitement; elle ne paraît amener aucune amélioration. D'ailleurs, la gravité des symptômes généraux empêche souvent de faire l'examen au spéculum d'une manière suivie, et de bien observer le résultat du traitement local.

Dans cette forme de la maladie, c'est à l'état général qu'il faudrait pouvoir s'adresser. Malheureusement, si l'impuissance du médecin n'est pas complète à cet égard, il ne peut au plus que remplir certaines indications particulières.

Lorsque le pouls est plein, le visage animé, lorsqu'il y a de l'agitation et du délire, les émissions sanguines paraîtraient indiquées ; il faut être très réservé sur ce moyen, d'autant plus que l'on a affaire ordinairement à des femmes débilitées par un mauvais état de santé antérieur ou par une hémorrhagie consécutive à l'opération. M. Jobert se contente ordinairement de faire appliquer des sinapismes aux membres, plusieurs fois dans la journée, et de prescrire une ou deux pilules d'extrait d'opium de 0,02, pour le soir.

Cette période d'excitation est passagère, elle fait bientôt place à l'adynamie. Les efforts du médecin doivent tendre alors à relever les forces de la malade, à combattre la prostration, qui devient de plus en plus considérable. Il faut recourir aux toniques, au quinquina, au vin, au jus de viande ; mais on sait combien peu on doit compter sur ces moyens.

S'il survient quelque complication inflammatoire (pleurésie, pneumonie, etc.), le médecin se trouve en quelque sorte désarmé. Recourir aux émissions sanguines, ce serait augmenter l'état typhoïde, et favoriser l'absorption des matières putrides dans le vagin ; appliquer un vésicatoire, ce serait s'exposer à le voir se recouvrir de diphthérite. Quelques révulsifs peu énergiques, d'un effet momentané et douteux, tels que des sinapismes, des ventouses sèches, sont les seuls moyens que l'on puisse mettre en usage.